ESSAI CRITIQUE

SUR LE

TRAITEMENT DES KYSTES HYDATIQUES

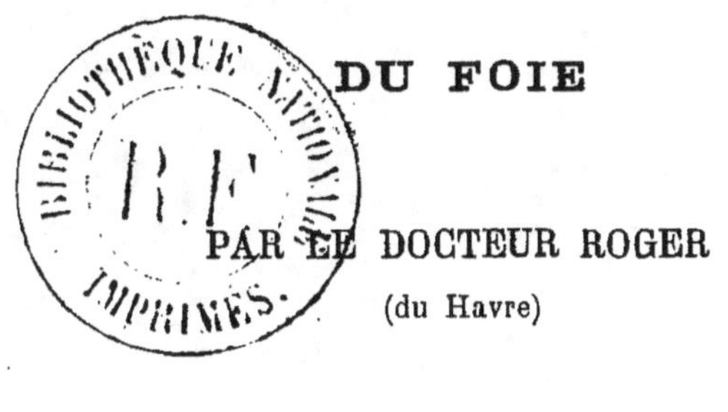

DU FOIE

PAR LE DOCTEUR ROGER

(du Havre)

EXTRAIT DU BULLETIN DE THÉRAPEUTIQUE MÉDICALE ET CHIRURGICALE

Numéros des 30 mars et 15 avril 1880

PARIS

OCTAVE DOIN, ÉDITEUR

8, PLACE DE L'ODÉON, 8

—

1880

ESSAI CRITIQUE

SUR LE

TRAITEMENT DES KYSTES HYDATIQUES DU FOIE

Je vais d'abord rapporter l'observation d'un kyste hydatique suppuré du foie qu'il m'a été donné de traiter, et qui s'est terminé par une prompte et complète guérison.

Je dirai ensuite deux mots de l'étiologie et du diagnostic ; puis je présenterai quelques considérations critiques sur le traitement chirurgical.

Je suis mandé le 5 septembre 1879, chez Mme H***, demeurant au Havre.

Mme H***, 37 ans, se plaint depuis cinq ans de maux d'estomac. Ceux-ci n'ont depuis cette époque jamais entièrement disparu. Il y a eu de fréquentes périodes d'exacerbation. Pendant ces cinq années, elle se fit soigner très irrégulièrement et d'autant plus qu'à la fin, elle n'éprouvait aucun soulagement des prescriptions qu'elle exécutait fidèlement.

Il y a quatre mois environ, les douleurs prirent une intensité beaucoup plus grande. Elles présentèrent parfois un caractère véritablement paroxytique. Le confrère qui la soigna durant ces quatre mois, en présence des crises douloureuses, de leur siége au creux épigastrique et dans l'hypocondre droit ; en présence d'ictère qui survint trois ou quatre fois, mais qui pourtant ne fut jamais intense, se buta à cette idée qu'il avait affaire à des accès de colique hépatique. Ce fut en vain que, pour éclairer son diagnostic, il fit rechercher des calculs dans les matières fécales, et que Mme H***, à maintes reprises, fit elle-même ces répugnantes investigations qui ne pouvaient donner de résultat, et pour cause.

Les médications furent nombreuses, très mal supportées, et c'est ce qui détermina Mme H*** à me mander.

A cette date (5 septembre), l'état général était plus que mauvais, il était très grave. L'amaigrissement était considérable, l'appétit absolument perdu, le repos nul ou à peu près, une diarrhée séreuse abondante augmentait le marasme, la langue était d'un rouge vif, cuisante, et la bouche était parsemée de *l'oïdium*, les vomissements assez fréquents, la peau avait une teinte terreuse, mais nullement ictérique, les conjonctives sont intactes de ce chef. La teinte terreuse est due à l'émaciation, résultat de cinq longs mois de souffrances.

Les époques ont été moindres, mais régulières. Les urines sont normales.

Je procède à l'examen de la région épigastrique, d'où le mal part, suivant le dire de la malade. A peine l'ai-je découverte que je suis frappé de la forme inégale du ventre. Le côté droit fait une saillie légère, mais nettement visible. Par la palpation, je perçois dans l'hypocondre droit une partie dure résistante, légèrement mobile, et glissant sous la paroi abdominale.

La percussion me permet de délimiter une tumeur de forme globuleuse qui occupe presque toute la partie latérale droite de l'abdomen, s'arrêtant sensiblement à la ligne blanche, et en hauteur mesurant tout l'espace compris depuis le défaut des fausses côtes jusqu'à trois travers de doigt du ligament de Poupart, en son milieu. La peau dans cette région n'avait aucun aspect anormal.

Je rejetai aussitôt le diagnostic « colique hépatique » — j'y reviendrai au reste en discutant le diagnostic — et je me demandai à quelle tumeur j'avais affaire ?

J'ordonnai quelques épithèmes calmants, du bouillon frappé, un collutoire pour le muguet, et un julep avec 30 grammes d'eau laurier-cerise. Je continuai quelques jours cette médication pour étudier ma malade.

Du 5 au 13, il y eut un peu de calme, la diarrhée diminua avec un peu de ratanhia et de bismuth ; mais les douleurs ne disparaissaient point, l'anorexie persistait et l'état général s'aggravait. Je sentais bien que si rien n'était fait, les phénomènes généraux s'accentuant chaque jour, la vie ne serait plus compatible avec eux.

J'avais déjà prévenu la famille et dit que je pensais qu'il y avait là de la *matière* et qu'il faudrait faire une ponction.

Le 25, je fis un dernier examen, et voici ce qu'il me donna : la matité indiquant l'étendue de la tumeur partait de la partie convexe du foie et descendait jusqu'à trois travers de doigt de l'arcade crurale ; elle ne dépassait pas la ligne blanche, et le contour indiqué par la percussion donnait à l'ensemble de cette tumeur la forme d'une poire dont la petite extrémité partait du foie. Avait-on quitté l'hypocondre droit, que l'on tombait, dans le flanc gauche, quasi dans le vide. La palpation de l'abdomen rendait cette sensation très manifeste.

De mes réflexions — desquelles je m'expliquerai en discutant le diagnostic — j'étais arrivé à cette conclusion que j'avais probablement affaire à un kyste hydatique du foie. Bien en vain j'avais cherché le frémissement hydatique, mais j'avais eu sous le doigt une sensation de fluctuation assez sensible pour me donner cette certitude que j'avais affaire à une tumeur liquide et non solide.

J'annonçai à la malade, qui ne demandait que du soulagement à quelque prix que ce fût, n'ayant ni trêve ni repos, que le lendemain je l'opérerais.

Je m'armai de mon plus gros trocart, et le 26 septembre je fis, à peu près au sommet de la tumeur, une ponction. Je retire le trocart et rien ne sort de la canule ; m'étais-je trompé ? Mais, confiant dans mon diagnostic, je m'étais armé, en prévision d'hydatides multiples, d'une assez longue tige de fer, faisant office de stylet explorateur.

Je l'introduisis lentement, et il n'était pas arrivé dans la cavité kystique, qu'un pus louable se présentait à l'orifice de la canule. Mon stylet poussé devant lui une hydatide qui obstruait l'orifice interne, et un flot de pus s'écoule, accompagné d'un nombre assez considérable de lambeaux membraneux semi-transparents, de teinte jaunâtre, ayant tous une forme assez régulièrement circulaire.

Un litre et demi de pus s'écoula, et j'estime à quinze au moins le nombre de ces membranes qui furent extraites, arrêta par instant l'écoulement du pus, qui, après leur sortie, coulait abondamment. Mon long stylet me servit singulièrement en facilitant la sortie de ces hydatides ; je fixai solidement ma canule et la laissai en place.

Un examen microscopique pouvait seul confirmer mon diagnostic. Je recueillis plusieurs de ces débris membraneux que je confiai à la bienveillance de mon très honoré confrère le docteur Belot, qui me répondit ce qui suit : « L'aspect, la disposition en vésicules creuses des membranes que vous m'avez demandé d'examiner n'ont guère dû vous laisser de doute sur l'exactitude de votre diagnostic.

« L'examen microscopique l'a pleinement confirmé. Les membranes ont la structure des vésicules hydatiques. Dans leur intérieur j'ai rencontré des crochets d'échinocoques en grand nombre, et plusieurs échinocoques entières encore assez peu déformées pour être parfaitement reconnaissables ».

Matin et soir je fis dans cette cavité des lavages avec de l'eau tiède ; tous les cinq jours, jusqu'au 20 octobre, je fis une injection avec une solution d'iodure de potassium iodurée :

Teinture d'iode......... 25 grammes.
Iodure de potassium.... 5 —
Eau ....: 250 —

Je versais la moitié de cette solution dans un demi-litre d'eau tiède. Les premières injections furent à peine senties. Les deux dernières furent très douloureuses. La dernière, faite à neuf heures et demie du matin, occasionnait des douleurs encore vives à dix heures du soir. Elles se calmèrent dans la nuit. Elles avaient au reste produit un merveilleux effet et je me rendais facilement compte avec mon stylet du retrait progressif de cette vaste cavité. Dans les derniers jours, une matière sanieuse seule s'échappait de la canule, et de temps à autre quelques débris de vésicules hydatiques.

Le 23 octobre, et par suite du retrait de la poche kystique et par un mouvement fait par la malade en s'asseyant dans un lit, la canule, que ses attaches fixaient difficilement, fut rejetée au dehors.

J'en fus tout d'abord contrarié, car il n'y avait pas un mois que la ponction avait été faite (26 septembre), et à l'aide de mon stylet je pénétrai encore dans une cavité. Mes efforts furent vains pour une réintroduction ; je rassurai la malade et lui fis mettre un bandage de corps qui devait comprimer bien également l'abdomen. Quelques jours après, tout écoulement avait cessé.

On voit combien furent heureuses les suites de cette opération, qui était

peut-être faite hardiment, et j'en dirai les motifs ; mais non seulement
l'opération marcha rapidement et favorablement, mais l'état général
changea lui-même non moins heureusement. Huit jours après la ponction,
tout muguet avait disparu, la diarrhée était arrêtée ; l'appétit, le sommeil,
incomplets depuis longtemps, étaient revenus, l'estomac acceptait volontiers
presque toute nourriture ; la thérapeutique immatérielle de la satisfaction
morale prédisposait tous les organes à reprendre leur fonction normale....

Aujourd'hui 31 novembre 1879, la santé est bonne et les forces sont re-
venues. La cicatrisation est complète depuis longtemps, et sauf les époques, qui subissent encore un retard, tout serait rentré dans l'ordre.

La matité ne s'étend pas à plus de quatre travers de doigt, à partir des
fausses côtes. Je dois ajouter que du 26 septembre au 25 octobre il s'est
écoulé une quantité considérable de pus, et un nombre considérable de
ces débris membraneux qui n'étaient autres que des débris de vésicules hydatiques. Pendant la dernière semaine, l'écoulement fut moins abondant
et perdit même son caractère purulent.

J'ajouterai enfin cette remarque : c'est que dans les premiers temps
qui suivirent l'ouverture de cette poche, on pouvait impunément promener
le stylet sur la face interne de cette hydatide sans que la malade en eût
même conscience. Lors des dernières ponctions, cette insensibilité n'existait plus autant, et le contact de l'extrémité du stylet était nettement
perçu.

De l'étiologie, je dirai peu de chose. Il m'a été en effet impossible de saisir ici la filiation ordinaire qui engendre ces hydatides, telle que la *science actuelle* l'enseigne. Je me sers à des-
sein de ce mot, car rien ne démontre que de nouveaux travaux
n'amènent plus tard sur cette question d'autres opinions.

« Les recherches helminthologiques modernes *paraissent*, dit
M. Woillez (*Dictionnaire de diagnostic médical*), avoir établi
que les larves tæniadés constituent des vers vésiculaires ou cys-
tiques, les *hydatides*, en un mot. Cependant on n'a pas encore
saisi la filiation qui pourrait exister entre l'*embryon*, l'*hydatide*,
l'*échinocoque* et le *ver adulte* ou *parfait*, qui représenteraient la
filiation du développement complet de l'animal. Je n'ai pas à
discuter cette théorie, etc. » Malgré donc mes questions pré-
cises, je n'ai rien pu découvrir qui m'expliquât le développement des hydatides suivant la théorie moderne.

Avais-je affaire à une hypertrophie de la vésicule biliaire consécutive à des accès de colique hépatique, à un cancer du foie,
ou bien à un kyste hydatique ? Tel était ici le problème dans sa
plus simple expression, la tumeur ayant son siège dans l'abdomen et n'occupant que l'hypocondre droit.

L'hydropisie de la vésicule biliaire est caractérisée par une tumeur piriforme, ce qui existait bien un peu dans notre cas, mais elle est précédée d'ictère *intense*, ce qui n'avait jamais eu lieu. Deux ou trois fois, la peau avait, il est vrai, présenté une teinte légèrement ictérique, mais cela n'avait eu chaque fois qu'une très courte durée.

La forme régulière et unie de la tumeur m'avait fait rejeter, dès le début, l'idée d'un cancer du foie. Le cancer du foie, aussitôt son apparition, détermine un trouble profond dans l'économie. Depuis cinq ans des troubles dyspeptiques existaient, mais sans avoir apporté de changements notables dans la santé. Si depuis quatre mois des indices sérieux étaient apparus, il n'y avait au moins aucun ictère quand je vis la malade. La peau était terreuse, mais nullement jaune.

Etait-ce un kyste hydatique ou un abcès du foie ? La question était plus délicate ; néanmoins, en considérant la longue durée des troubles qui avaient précédé les symptômes des quatre derniers mois, j'étais porté à croire que j'avais affaire à un kyste.

Dans nos contrées, l'une et l'autre affection sont rares, et de ce chef je ne pouvais, pour le diagnostic, tirer aucune conclusion sérieuse. Les douleurs avaient été très vives dans le dernier mois, et le diagnostic ne pouvait être que plus embarrassant. Je gardai donc une certaine hésitation, penchant néanmoins, eu égard à la marche générale de l'affection, vers le diagnostic : « kyste hydatique du foie ». J'avais perçu une fluctuation qui ne me laissait aucun doute ; et j'étais certain d'avoir là sous le doigt une collection liquide. Quant au frémissement hydatique, néant. Il est au reste bien rare de le constater.

J'étais peu inquiet de mes dernières hésitations, puisque le traitement qui s'offrait et s'imposait à moi était le même dans l'un et l'autre cas : vider la tumeur.

Mais de quel procédé faire choix ?

Et d'abord, je ne parlerai du traitement médical que pour mémoire et pour le condamner.

Au début de cette affection, le diagnostic est impossible, et c'est seulement à cette période que le traitement médical serait applicable et rationnel. Cette affection est rare dans nos contrées, et, en présence de roubles dyspeptiques qu'accuse le malade, le médecin ne sera pas naturellement porté vers ce diagnostic : kyste hydatique. Néanmoins, en présence de troubles dyspeptiques persistants (mais au début seulement) et qui ne cèdent nullement aux médications appropriées, il n'y aurait assurément aucun inconvénient à essayer du calomel, de l'iodure de potassium ou de la teinture de kamala, qui ont été préconisés *ad hoc*.

Au début seulement, ai-je dit, car plus tard toute intervention médicale serait illusoire, et même dangereuse en certains cas : le kyste développé et reconnaissable doit être opéré le plus tôt possible. Il y a toujours péril, une fois le diagnostic établi, à différer.

C'est donc du traitement chirurgical seul que nous nous occuperons. Trois méthodes sont en présence :

A. Méthode des caustiques ;

B. Méthode des ponctions capillaires, aspiratrices ou non ;

C. Méthode de la ponction d'emblée par le gros trocart.

La cause de cette multiplicité de méthodes, qui ont chacune leurs partisans et leurs adversaires, tient surtout à ce que le traitement chirurgical des kystes hydatiques du foie ne date que d'hier, et que l'expérience n'est pas venue donner une sanction suffisante à telle ou telle méthode. « Un savant professeur de la Faculté de médecine, Lassus, n'a-t-il pas dit d'une manière très formelle et posé en principe qu'il ne fallait jamais ouvrir les tumeurs enkystées du foie ? Il taxait même d'impéritie tout homme qui tenterait ce moyen de guérison. » (RECHERCHES ET OBSERVATIONS SUR L'HYDROPISIE ENKYSTÉE DU FOIE, *Journal de médecine* de Corvisart et Leroux, t. I, p. 115 et suiv.).

« Ceux des médecins de nos jours qui ont fait quelques travaux sur les acéphalocystes ont, à quelque chose près, suivi la même voie, et si l'on consulte le Compendium de médecine et de chirurgie pratiques de Monneret et Fleury, la Thèse de M. Barrier, un travail de M. Bricheteau, et les recherches d'autres auteurs, on voit que tous ces travaux, quoique de dates toutes récentes, traitent plutôt de l'étude anatomique et microscopique des hydatides, des accidents consécutifs qu'elles peuvent faire naître, de leur terminaison, que de leur traitement. Tous s'arrêtent devant l'impuissance du traitement médical, et plutôt que de chercher à diminuer les difficultés du traitement chirurgical, tous sont d'avis d'abandonner cas affections à elles-mêmes. » (Bonnet, in *Journal des connaissances médico-chirurgicales*, 1859.)

Récamier avait pourtant ouvert la voie vers 1825. Mais son procédé, long, douloureux, quelquefois incertain, même dangereux, avait pu entraîner les médecins aux opinions exprimées précédemment. Récamier appliquait de la potasse caustique ou du caustique de Vienne sur le point le plus élevé de la tumeur, là où devait se trouver en contact le plus intime la séreuse pariétale et la séreuse viscérale du péritoine. Une rondelle, ou mieux, une série de rondelles percées en leur centre et formant godet, permettait de déposer le caustique. Puis on attendait la chute de l'eschare, ou au bout de quelques jours on la détachait, ou, plus rapidement, on l'incisait crucialement au bout d'un jour ou deux, et l'on déposait une nouvelle couche de caustique. Cette opération était répétée toujours au moins deux fois, et quelquefois plus.

Il arrivait alors une inflammation très vive qui, s'étendant au feuillet péritonéal, favorisait leur adhérence au lieu choisi, et le kyste alors pouvait s'ouvrir seul sous l'influence de l'effet des caustiques, qui détruisait les tissus; soit, ce qui avait lieu le plus souvent, en ponctionnant au centre de l'eschare avec un bistouri ou un trocart. Une mèche ou une grosse sonde était placée au centre de cette ouverture d'où le liquide s'écoulait facilement, et les injections pouvaient ainsi être largement faites.

Voilà en peu de mots le procédé ; voyons ce qu'il donne.

Quelle que soit la rapidité avec laquelle on agit, il faut au moins huit jours avant d'arriver sur le kyste, pour permettre la ponction, et donner aux adhérences péritonéales le temps de se former. Souvent il faut plus de temps. Ce procédé a déjà contre lui d'être long et très douloureux, cela va sans dire.

Mais le résultat cherché est-il obtenu et les adhérences du feuillet pariétal et viscéral sont-elles toujours obtenues, et peut-on affirmer que, de ce chef, l'on peut être sûr de n'avoir pas de mécompte ? Le docteur Boinet, analysant une observation prise dans la thèse du docteur Dolbeau (1856), ajoute : « Chez cette malade, l'application de la pâte de Vienne, faite dans le but d'établir des adhérences entre le kyste et la paroi abdominale, a été *tout à fait inutile*, puisqu'*au bout d'un mois* on n'avait point obtenu ces adhérences, qui, selon nous, eussent été bien plus rapidement obtenues par une sonde laissée à demeure. » La certitude de la non-adhérence avait été démontrée à l'autopsie.

Je me rappelle qu'étant externe de Giraldès, ce dernier fit pour un kyste hydatique du foie usage du procédé Récamier. Deux applications du caustique de Vienne furent faites à huit jours d'intervalle. Huit jours après la dernière application, on jugea que les adhérences devaient être suffisamment établies et l'on ouvrit la poche. Quelques jours après, l'enfant succombait à la suite d'une péritonite par épanchement, ainsi que le démontra l'autopsie.

C'est qu'il arrive, en effet, dans quelques cas, « lorsqu'on s'adresse à des sujets dont la puissance plastique est peu considérable, que les applications de caustique les plus méthodiques ne parviennent pas à établir des adhérences entre le péritoine pariétal et le péritoine viscéral, ou bien ces adhérences sont incomplètes, peu étendues, ou se détruisent facilement ; en sorte qu'à un moment donné, inopinément, soit que l'ouverture se fasse par la chute de l'eschare, soit qu'on ait recours au bistouri, l'absence des adhérences ou leur défaut de solidité livre passage au liquide pathologique dans la cavité du péritoine (Verneuil). » C'est ainsi que cela s'était passé dans les faits précités.

« Après ces applications de caustique, les adhérences qui unissent le kyste à la paroi abdominale sont encore molles, » dit le professeur Richet (*Gazette des hôpitaux*, 1872).

« Pour éviter la rupture des adhérences, dit Dupuytren (OBS. VI, p. 189, *Leçons orales*, 1839), j'ai eu soin d'entretenir les parois du kyste dans le plus grand état d'extension possible, afin qu'elles fussent en contact immédiat avec celles du ventre. » Ce kyste ouvert et vidé, cela doit être fort difficile.

Demarquay, connaissant bien le côté faible du procédé Récamier, préférait les cautérisations successives appliquées sur l'hypocondre, mais faites bien plus largement que ne le préconisait Récamier. Il obtenait ainsi une plus large ouverture et des adhérences plus étendues. Ne pourrait-on pas craindre une inflammation trop étendue qui pourrait gagner tout le péritoine ?

On le voit, le but principal recherché avec l'application du caustique est loin d'être toujours obtenu, et les maîtres eux-mêmes ont cherché à perfectionner la méthode sans arriver à pouvoir obtenir un procédé plus certain.

Ajouterai-je que deux cas de mort sont dus à la seule applicacation du caustique, et avant même que la phlogose ait pu s'étendre aux parties sous-jacentes ? L'un se trouve dans une observation de Récamier lui-même : le malade serait mort d'accès tétaniques (?) à la suite de l'application du caustique (1) ; l'autre a été constaté par le docteur Desnos. La mort a été attribuée à une syncope par excès de la douleur.

J'ajouterai encore que, dans certains cas graves, tels par exemple que celui du docteur Desnos, il faut agir et promptement, et que prendre encore huit jours avant d'évacuer la poche, c'est augmenter toutes les chances d'une évacuation spontanée qui présente presque toujours les plus grands dangers. Enfin, le 27 novembre 1874, M. Gallard présenta à la Société des hôpitaux un malade porteur d'une petite hernie épigastrique qui s'était produite à travers la cicatrice de la cautérisation à la pâte de Vienne.

Procédé douloureux, toujours plus ou moins long, incertain dans le but principal pour lequel il est employé, ayant aussi son martyrologe ; tel est le résumé critique du procédé Récamier.

Bégin avait compris toutes ces objections et pensa qu'en incisant couche par couche jusqu'au feuillet péritonéal exclusivement, on pourrait, en pansant ensuite à plat, obtenir consécutivement une adhérence plus certaine, résultat d'une inflammation locale mieux déterminée, et alors localement circonscrite.

Il est incontestable que ce procédé a pour lui d'être moins douloureux, car une seule opération suffit, et la seule opération est plus rapide que l'application du caustique, et de mieux favoriser les adhérences. Si l'on veut conserver le fond de cette méthode, il doit, à notre avis, détrôner le procédé du premier âge du traitement chirurgical des kystes hydatiques du foie.

B. *Méthode des ponctions capillaires aspiratrices ou non.* — On sait les difficultés de diagnostic des kystes hydatiques du foie ; difficultés telles, que le jugement reste le plus souvent en suspens, jusqu'à ce qu'à l'aide du trocart capillaire on ait pu s'assurer de la nature de la tumeur. Ce qui a été fait, je ne dirai pas de temps immémorial, mais depuis de longues années déjà, où l'on a compris que cette maladie ne devait pas être abandonnée aux seuls efforts de la nature, comme moyen de dia-

____

(1) *Dictionnaire de médecine et de chimie pratiques,* t. II, p. 280.

gnostic et non comme traitement curatif, est devenu aujourd'hui quasi une méthode depuis l'invention de l'aspirateur.

La méthode des ponctions capillaires n'est pas nouvelle, dis-je, et, en effet, vers 1841, Jobert (de Lamballe) avait imaginé de traiter les kystes hydatiques du foie par les ponctions répétées avec un trocart *capillaire*. Il laissait évacuer le liquide en maintenant la canule en place pendant vingt-quatre heures. Au bout d'un temps variable, cette ponction était renouvelée une deuxième, une troisième fois; et ce, jusqu'à la flétrissure du kyste hydatique. Signalons en passant l'erreur suivante du docteur Gallard, médecin de la Pitié (*Union médicale*, 10 décembre 1873) : « A ce point de vue, dit l'auteur, aucun autre procédé ne me paraît supérieur à celui qui a été préconisé par Jobert (de Lamballe), et qui consiste dans la ponction pratiquée d'emblée avec un trocart *suffisamment volumineux*, trocart à hydrocèle ou à paracentèse abdominale. » Jobert employait un trocart *capillaire :* « Faites sur la tumeur, avec un trocart fin, c'est-à-dire dont la canule *n'a pas plus de 1 millimètre* de diamètre, une ponction , » etc.

Postérieurement (1859), Moissenet renouvela la proposition d'appliquer au traitement radical des kystes hydatiques du foie la ponction avec le trocart explorateur, ponction qui, on le sait, a été, dans quelques cas, suivie de guérison complète; et d'ériger, en un mot, en méthode de traitement ce qui n'avait été fait le plus communément que comme méthode d'exploration.

L'aspirateur Dieulafoy a remis cette méthode en honneur; mais on s'est trop autorisé de quelques cas où une seule ponction capillaire avait suffi, pour vouloir toujours avoir recours à ce procédé, espérant que la ponction capillaire faite allait toujours être la dernière.

Mais voyons un peu ce que vaut et ce que donne ce procédé. Il est incontestable qu'il a pour lui de s'imposer le plus souvent pour éclairer le diagnostic, d'être d'une exécution généralement facile, toujours prompte, et d'être peu douloureux.

Néanmoins, le procédé n'est pas exempt de danger et la critique trouve encore ici son compte. Sans parler, en effet, du cas de mort subite du docteur Martineau, à la suite d'une ponction capillaire exploratrice, mort due vraisemblablement à une paralysie du pneumogastrique, par action réflexe, on peut élever contre cette méthode d'autres griefs.

Le défaut d'adhérences péritonéales, disent les auteurs, laisse toutes chances d'épanchement dans le péritoine. Cela est vrai, dit-on, si les ponctions ne sont qu'exploratrices, et les faits exposés par Moissenet confirment cette assertion ; mais les chances d'accidents consécutifs diminuent singulièrement si la ponction n'est plus seulement exploratrice, mais évacuatrice (1), et surtout si l'on n'omet pas, après avoir retiré la canule du trocart, de refouler avec les doigts la paroi abdominale vers le kyste, de façon à ne laisser aucun espace libre entre celui-ci et celle-là, continuant cette compression quelques instants après l'opération.

Que donne ce procédé, et je n'entends plus ici critiquer que les ponctions capillaires aspiratrices, qui, dans ces cas, doivent être toujours employées (le simple trocart explorateur doit être maintenant évidemment abandonné)? L'évacuation de la poche aussi complète que possible *si le kyste est solitaire ;* mais s'il ne l'est pas et qu'une ou plusieurs hydatides filles soient renfermées dans l'hydatide mère, le procédé échoue et la récidive paraît inévitable. Au reste, le nombre parfois considérable de ponctions qu'il a fallu faire pour obtenir la guérison prouve combien la méthode reste imparfaite.

Dans un cas, le docteur Dieulafoy fut obligé de pratiquer plus de « trois cents ponctions, et finalement de recourir à l'emploi d'une sonde à demeure ».

La genèse des hydatides explique facilement le fait. Elle va même à l'encontre du procédé ; car si l'on suppose, ce qui est fréquent, une hydatide mère renfermant un nombre considérable d'hydatides secondaires, une fois le liquide de la première évacuée, que pourra contre les autres l'appareil aspirateur? Bien plus, il peut arriver qu'une hydatide fille ou un débris d'hydatide vienne à obstruer la canule du trocart et porte ainsi obstacle à tout écoulement du liquide.

Puis, — et de nombreuses observations confirment ce fait, à savoir que fort souvent, à la seconde ou à la troisième ponction, le liquide qui, tout d'abord, avait la transparence de l'eau de roche, devient purulent, — à ce moment, la méthode devient incomplète, bien plus, dangereuse ; car ce n'est pas en vain qu'on

---

(1) Si la poche reste remplie de liquide, ses parois, en vertu de leur élasticité, tendent nécessairement à le chasser à travers l'ouverture du trocart, si petite qu'elle soit, qui reste béante et ne se ferme que difficilement (Desnos).

reste porteur d'un amas purulent ; et les chances de léthâlité se trouvent de ce fait considérablement accrues.

Aussi, comme Demarquay et Labbé, nous rejetons les aspirations successives comme méthode générale curative, et parce que le pus se forme toujours assez promptement après les premières ponctions, et parce que, si « l'on tue ainsi l'hydatide mère, on laisse dans le foie une membrane épaisse qui peut quelquefois se résorber ou s'enkyster, mais qui, fréquemment, joue le rôle de corps étranger et détermine des accidents. »

Lorsque, après une première ponction, le kyste récidive, on ne doit, selon nous, jamais avoir recours à une seconde ponction avec un trocart capillaire. On s'expose trop communément à ne donner aux malades qu'un soulagement et non une guérison radicale et prompte.

On laisse ainsi le malade toujours languissant et exposé aux ouvertures spontanées internes, dont la gravité est hors de conteste.

On le voit, la méthode des ponctions capillaires, qui a pour elle le bénéfice d'être relativement indolore, rapide, facile d'exécution, ne donne pas un résultat final absolument avantageux, et elle possède aussi ses dangers.

Excellente méthode de début pour asseoir le diagnostic, elle ne doit pas prétendre à plus. Si le kyste est solitaire et qu'il se soit présenté dans des conditions assez favorables pour donner après cette première et unique ponction la guérison, tout est pour le mieux. Mais si la récidive survient, le procédé ne donne plus assez de sécurité de guérison pour être employé de nouveau. Les appareils aspirateurs ont rendu moins dangereuse la ponction exploratrice ; mais c'est à une autre méthode qu'il faut recourir pour la guérison prompte, et surtout radicale.

C. *Méthode de la ponction par le gros trocart, d'emblée ou non.* — Plus grave qu'aucune, dit-on, parce qu'elle permet plus facilement qu'aucune autre l'épanchement du liquide dans le péritoine. Aucune adhérence n'est établie et rien n'empêche le liquide de fuser dans cette cavité séreuse.

Enfin elle permet l'entrée de l'air dans la poche kystique, et toutes ses conséquences.

Voyons d'abord comment agissent ceux qui pratiquent la ponction d'emblée avec un gros trocart. « Lorsque l'instrument (gros trocart) a pénétré dans le kyste, dit Boinet, *on retire le poinçon,* et on *introduit* dans la canule laissée en place une sonde en gomme élastique. Avec ce procédé, que des adhérences existent ou non entre le kyste et les parois abdominales au moment de la ponction, aucun épanchement dans le péritoine n'est à craindre ; grâce à la sonde laissée à demeure, elle établit une communication directe, une sorte de pont entre la cavité du kyste et l'extérieur. »

Nous sommes parfaitement d'accord sur ce point, mais ce *modus agendi* nous paraît éminemment défectueux, bien plus, dangereux. Qu'arrive-t-il, en effet? L'enveloppant est toujours plus grand que l'enveloppé, la dimension de la canule du trocart est nécessairemeut plus grande que celle de la sonde introduite dans la canule. Que va-t-il arriver ?

Pour retirer la canule, vous êtes obligé de développer un certain effort d'autant plus énergique que la striction opérée par les tissus est plus intense (avec un trocart de 1 centimètre, elle est certainement très grande). Quelles que soient les précautions prises, il me paraît impossible de ne pas, ce faisant, s'exposer à laisser s'écouler du liquide dans le péritoine, et du fait, je le répète, de l'extraction de la canule énergiquement stricturée.

Ensuite, au fur et à mesure que la canule est retirée, elle se trouve remplacée par la sonde. Mais, le diamètre de la canule étant de 10 millimètres, celui de la sonde n'est plus que de 8 millimètres. Or, par ce vide relatif qui s'opère au moment de l'échange des canules, n'y a-t-il pas tout lieu de craindre que le liquide trouvant un espace relativement libre ne vienne à paraître et ne s'écoule ensuite dans le péritoine ? C'est assurément très vraisemblable et très possible.

Au lieu donc, *aussitôt* après la ponction opérée, de remplacer la canule par une sonde en gomme, je propose *de laisser en place la canule même du trocart jusqu'à ce que celle-ci glisse dans la plaie et s'en échappe presque d'elle-même.* — Ceci peut avoir lieu au bout d'une huitaine de jours.

En agissant ainsi, comment les choses se passeront-elles ? — Vous aurez un trocart de 10 millimètres de diamètre (la dimension de 15 millimètres dont parlent quelques auteurs me paraît exagérée ; avec 10 millimètres de diamètre l'on a déjà un assez fort instrument) et de 15 centimètres de longueur. Les trocarts ordinaires sont trop courts dans ce cas.

D'un coup sec vous pénétrez dans le kyste. A moins d'avoir à traiter un kyste de petite dimension, il ne faut pas craindre de pénétrer assez avant. Vous retirez le perforateur, et *laissez en place* la canule, que vous assujettissez afin d'éviter et son déplacement et sa sortie.

Il me paraît absolument impossible qu'aucune goutte de liquide vienne à fuser dans le péritoine. La canule de 1 centimètre de diamètre a écarté notablement les tissus, qui, en vertu de leur élasticité même, l'étreignent fortement.

Que l'on fasse, si l'on veut, l'expérience suivante, qui rendra plus claire encore mon idée. Que l'on perfore une feuille de caoutchouc d'une épaisseur de 5 millimètres seulement avec un trocart de 1 centimètre, et l'on pourra, faisant entonnoir avec cette feuille, verser de l'eau sans qu'aucune goutte s'écoule entre la canule et la feuille transpercée. Que l'on essaye de remplacer la canule du trocart par une sonde, et l'on constatera les difficultés et les inconvénients que nous avons précédemment signalés.

Donc, pendant les premiers jours on peut être assuré qu'aucun épanchement ne se fera dans le péritoine. Mais ensuite ? Eh bien, il est certain que la présence de la canule va déterminer une irritation locale, visible, au reste, à la rougeur vive qui extérieurement ne tarde pas à se faire autour de la canule, et alors les feuillets viscéraux et pariétaux du péritoine participant à cette inflammation déterminée par l'introduction et la présence de la canule adhéreront l'un à l'autre ; et au bout de huit à douze jours, l'adhérence limitée, sans crainte qu'elle soit trop étendue, sera suffisante pour que vous n'ayez plus à craindre les résultats de l'épanchement.

Puis, au bout de ce temps, la canule se dégagera peu à peu, elle jouera tout d'abord un peu dans la plaie faite, puis davantage, et n'aura ensuite qu'une trop facile tendance à s'échapper de cette ouverture. Vous pourrez *alors*, *mais seulement alors*, substituer une sonde en gomme d'un calibre au moins égal à la canule, et par ce canal, qui aura au moins 15 millimètres de diamètre, vous pourrez opérer le détergement et le nettoiement du kyste, si auparavant vous ne l'aviez déjà pu faire.

En procédant ainsi, l'on détruit l'objection faite contre ce procédé, à savoir qu'il est le plus dangereux parce que plus qu'aucun autre il permet au liquide de s'épancher dans le péritoine. Nous disons au contraire qu'en agissant suivant les règles précitées, il permet, moins qu'aucun des autres procédés, cet épanchement. La méthode Récamier échoue, nous l'avons vu chez quelques sujets, et il reste donc un aléa. Ici, nous l'avons dit, il ne saurait exister, *à la condition formelle, la ponction faite, de ne déplacer aucunement la canule* Elle forme un véritable canal, et il est impossible au liquide de s'écouler ailleurs que dans son ouverture ; aucune goutte de liquide ne peut s'écouler sur ses parois ; tout doit passer au centre.

Mais l'air avec toutes ses légions de microbes va pénétrer dans ce kyste et l'infester ? Je ne veux assurément point méconnaître l'objection. S'il était possible d'éviter cette pénétration du fluide atmosphérique, l'on obtiendrait quelquefois un résultat plus favorable. Mais n'oublions pas que le traitement des kystes, pour donner des guérisons promptes et surtout radicales, *exige*, on peut dire presque toujours, l'emploi d'injections. Or il est impossible d'y avoir recours sans que l'air pénètre dans la cavité kystique. Faites dans le but de déterminer une inflammation substitutive, elles ont pour conséquence, également, de s'opposer aux effets pernicieux que peut avoir l'air, vu la nature même des substances employées : l'iodure de potassium ioduré, l'acide phénique, etc. Elles sont ainsi substitutives, antiputrides et antizymotiques tout à la fois.

L'objection tombe donc. On ne peut guérir rapidement et sûrement les kystes hydatiques du foie que par l'emploi des injections. Or, on ne peut les pratiquer sans mettre le kyste en communication avec l'air extérieur ; mais on détruit l'effet de cette pénétration par les injections elles-mêmes.

La conduite que j'indique ici me paraît devoir faire loi absolue, lorsqu'après la ponction on voit s'écouler du pus. Mais si le liquide restait limpide, indiquant qu'aucun travail inflammatoire n'a encore envahi le kyste, devrait-on suivre une conduite semblable ?

Les récidives, on peut dire sans nombre, qui se sont produites après les ponctions où un liquide limpide s'écoulait de la canule, alors que, par cela même, on se contentait des seules ponctions, me portent à conseiller la même conduite. Il faut tuer l'hydatide mère, arriver à atrophier la membrane germinative, qui sans cela proliférera toujours, et assurément rien ne permettra mieux d'atteindre ce but que de faire d'emblée des injections iodées dont le titre de la solution variera suivant la nature du liquide qui s'écoulera.

Je rapporterai en terminant les conclusions du docteur John Harley, publiées dans le volume XLIX des *Medico-chirurgical Transactions*, où l'on verra combien sont imaginaires les craintes de la présence de l'air dans la cavité kystique, puisque les ponctions faites ainsi à ciel ouvert, si je puis dire, ont été celles qui ont donné le plus de guérisons.

A la fin de son travail le docteur Harley a fait un relevé d'une centaine d'observations de kyste hydatique du foie.

Le premier tableau renferme 34 cas dans lesquels une seule ponction a été faite et a été suivie de l'évacuation d'une portion ou de la totalité du liquide. La plaie a été immédiatement fermée. Sur 34 cas, il y a 11 guérisons, 13 améliorations et 10 morts, soit 33 pour 100.

Le second tableau renferme 13 cas traités par des ponctions successives avec ou sans injections iodées. Il y a eu 8 améliorations, 2 cas dans lesquels l'opération est restée sans résultat, et 3 morts.

Dans le troisième tableau, on voit que sur 30 cas traités par une seule ou plusieurs ponctions suivies d'une *communication prolongée* avec l'extérieur, il y a eu 23 guérisons, dont 18 au moins peuvent être considérées comme radicales, et 7 morts ; soit 70 pour 100.

Sur 13 cas traités par l'incision directe de la tumeur et analysés dans un quatrième tableau, il y a eu 6 guérisons et 7 morts ; proportion beaucoup plus grande que celle qui résulte des autres modes de traitement ; soit 48 pour 100.

Enfin, sur 10 cas dans lesquels la tumeur fut ouverte à l'aide de la potasse caustique, ou bien dans lesquels la poche kystique se rompit spontanément, on observe 3 guérisons, 3 améliorations et 4 morts. La potasse caustique ne présente aucun avantage. La guérison ne serait ici que de 30 pour 100.

En résumé, dans les kystes hydatiques du foie, nous croyons :

1° Que tout traitement médical est impuissant, parce qu'il ne saurait être appliqué qu'à l'époque où le kyste est développé et devient apparent. Avant cette époque, il reste latent, et ce n'est qu'au début que ce traitement pourrait (?) être utile. Il serait, plus tard, dangereux, faisant différer une opération qui, seule, peut apporter la guérison, et ce retard favoriserait ainsi les ruptures spontanées, qui sont des plus dangereuses ;

2° Que la méthode Récamier, longue, douloureuse, peut ne

pas donner tout ce qu'elle promet, ou plus qu'on ne voulait, et peut, par le temps qu'elle exige, laisser surgir des phénomènes graves qui peuvent compromettre la vie des malades ;

3° Que les autres procédés qui ont pour but de déterminer une inflammation adhésive, sont incertains dans leurs effets, défectueux ou dangereux ;

4° Que la méthode des ponctions capillaires aspiratrices ne permet pas suffisamment d'assurer la guérison pour être maintenue au nombre des méthodes curatives ; et que si elle doit rester comme une ressource précieuse pour assurer le diagnostic, permettant après elle la guérison, celle-ci n'étant pas la règle, on ne peut ériger en méthode ce traitement des kystes hydatiques du foie ;

5° Que la méthode de la ponction d'emblée avec le gros trocart, si le diagnostic a pu être posé tout d'abord, ou consécutive, si, après une première ponction capillaire aspiratrice, la récidive a eu lieu, présente pour elle tous les avantages : rapidité et facilité d'exécution, immunité *en suivant nos préceptes précités*, facilité de révulser la poche kystique et de tuer sûrement aussi les hydatides par les injections antizymotiques et antiputrides, tout à la fois ; enfin, celui d'être peu douloureux.

Donc, en présence d'un kyste hydatique du foie, nous ferions, si le diagnostic était assuré, la ponction d'emblée avec le gros trocart, suivant tous les préceptes précités.

Si le diagnostic était douteux, nous ferions une première ponction capillaire aspiratrice, et si la récidive avait lieu, nous ferions alors, sans hésiter et rejetant toute nouvelle ponction capillaire aspiratrice, la ponction avec le gros trocart, et je le répète, suivant ce que j'ai dit plus haut. Si le liquide était limpide lors de cette seconde ponction, nous n'hésiterions pas à faire des injections détersives d'abord, puis très légèrement irritantes. Si le kyste était suppuré, il y aurait lieu de recourir aux injections irritantes dès le début, en variant toutefois le titre et la solution.

Nota.—Il n'entre pas dans le cadre de ce mémoire de digresser sur le diagnostic des kystes séreux et des kystes hydatiques du foie. Néanmoins, après avoir lu divers travaux touchant cette question et un nombre considérable d'observations rapportées par les auteurs, je reste en garde contre nombre de diagnostics,

« kystes hydatiques du foie », alors que l'examen n'avait pas révélé la présence d'échinocoques ou de crochets d'échinocoques. Beaucoup d'observations portent « kyste hydatique du foie ». On fait une ponction, on note la limpidité du liquide, on assure qu'il n'était coagulé ni par la chaleur ni par les acides; mais de traces évidentes d'échinocoques, néant! L'examen microscopique n'a pas été fait, ou n'a rien révélé. On fait une ponction capillaire, et le malade guérit. — Avait-on eu affaire à un kyste hydatique du foie?

Quand on connaît la genèse des kystes hydatiques du foie, il paraît difficile de les voir guérir aussi simplement et aussi vite. La récidive, après une première ponction faite ainsi, paraît, dans l'espèce, des plus rationnelles et des plus probables, et c'est ce qui a lieu aussi le plus communément. Les auteurs prétendent que les kystes séreux du foie sont extrêmement rares. Je ne veux assurément pas aller à l'encontre de cette assertion, mais il y a là une lacune dans le diagnostic des deux affections, et c'est ce qui expliquerait, plus souvent qu'on ne semble le croire, nombre de cas de guérisons survenues après une seule ponction capillaire. Non point que je veuille prétendre qu'une seule ponction d'une hydatide solitaire ne puisse amener la guérison ; mais je crois que toutes réserves sont permises en présence de ces observations, et je viens d'en dire le motif.

Havre 25 *mars*. J'ai revu, hier, à ma consultation, Mme H*** que j'ai eu presque peine à reconnaître, tant sa santé est redevenue florissante.

Paris. — Typographie A. HENNUYER, rue d'Arcet, 7.